Fluid & Electrolytes
Crossword & Wordsearch Puzzles
Hypovolemia & Hypervolemia
Volume 1
With Bonus Quizzes

Evelyn Justiniano Lpn, Grn

HYPOVOLEMIA

Is a condition in which the the output of fluid is greater than the fluid intake. Which can happen from fluid loss via the gastrointestinal tract, loss of large volumes of diluted urine (polyuria), increase sweating from sweat glands (perspiration). Severe bleeding can also be a cause to hypovolemia as well as severe dehydration, vomiting, and diarrhea.

Hypovolemia is manifested by changes in mental status and patient will have high concentrations of urine volume. They will have decreased skin turgor, decreased urine output, decreased preload, dry membranes, hypotension & orthostatic hypotension, weight loss, tachycardia with a weak & rapid heart rate. Patient will be thirsty and have signs of weakness.

Labs should be monitored as the patient will have increased urine specific gravity, an increased BUN however there will be no increase in creatinine levels. Their hematocrit levels will be higher than the normal since there is and will be a decrease in their plasma volume. The serum electrolytes should be monitored as well to observe for any imbalances. Monitor for ECG changes to diagnose fluid and electrolyte imbalance. Monitor ABG's for acid base imbalances.

Treatment and interventions include administering oral medications and IV fluids. The nurse must and should monitor patient skin turgor and elasticity. Also the urine concentration should be monitored as well as monitoring of the patients level of consciousness with confusion, lethargy, irritability and seizures.

Possible complications include decrease cardiac output, hypovolemia shock, metabolic acidosis, multi-system failure, coma and even death.

HYPOVOLEMIA

```
O Z M H Q F O F J Z D F T K U K G L G Y W M X C
R O A D Z S S O L T H G I E W B G O B C Y S I F
T K G D C L W O M D I M R T A C K Y C A R D I A
H A A G U R I N E S P E C I F I C G R A V I T Y
O E S D Q S E U R I N E O U T P U T F C Q K P G
S H T H Z Z X A G S Z K T V G U T R T H J E F M
T Y R G H I V L T S Q G A G T X I U T H U K U Y
A P O O Y J Z B S I M I M N P X P G D H C G H L
T O I M G N G O U N N M E I H T X I E O I S W A
I V N L U R K L S N L I H W U X N P N J E R I J
C O T G R R U X M L J D N O R O U C J V R M S A
H L E C F K E T T M M M C E I K E S E B E F A T
Y E S R V D L S N J A A E T E N M R G L L N C N
P M T M C N J R J I I Z A N T M E K O U V U O S
O I I X A D C W T D K R T R T B H V I R G I I T
T C N H I D R Z R E I S A L L A O D Q N S J S N
E S A I R K A A H P P T G E H P L X H N K N D F
N H L U U R C O S D E T E Q Y O U S E A Q A V W
S O T E Y V D R L D G D L H S H W T T D R J F E
I C R Z L O E L U E I X M S V I O I S A O R B A
O K A R O P J R F N R R R U C P U J P A T R A K
N Q C F P H I A G P Z P K N Y R M X M X D U O J
L C T L M N O I T A R D Y H E D E R E V E S S J
H W C B E H M U C O U S M E M B R A N E S Z O Q
```

- ABG
- BUN
- Cardiac output
- Concentrated urine
- Creatinine
- EKG
- Fluid loss
- Gastrointestinal tract
- Hematocrit
- Hypotension
- Hypovolemia
- Hypovolemic shock
- Mental status
- Mucous membranes
- Orthostatic hypotension
- Perspiration
- Polyuria
- Preload
- Serum
- Severe bleeding
- Severe dehydration
- Skin turgor
- Tackycardia
- Thirst
- Urine output
- Urine specific gravity
- Weak
- Weight loss

HYPOVOLEMIA I Word Bank

- Hypovolemia
- Skin Turgor
- Severe Bleeding
- Urine Output
- Polyuria
- Perspiration
- Preload
- Mental Status

HYPOVOLEMIA II Word Bank

- Mucous Membranes
- EKG
- Hypotension
- Thirst
- Creatinine
- BUN
- Weight Loss
- Hematocrit
- Weak
- Serum
- Tachycardia
- ABGs

HYPOVOLEMIA III Word Bank

- Vomiting and Diarrhea
- Urine Specific Gravity
- Orthostatic Hypotension
- Gastrointestinal Tract
- Severe Dehydration
- Concentrated Urine
- Cardiac Output
- Hypovolemic Shock

HYPOVOLEMIA I

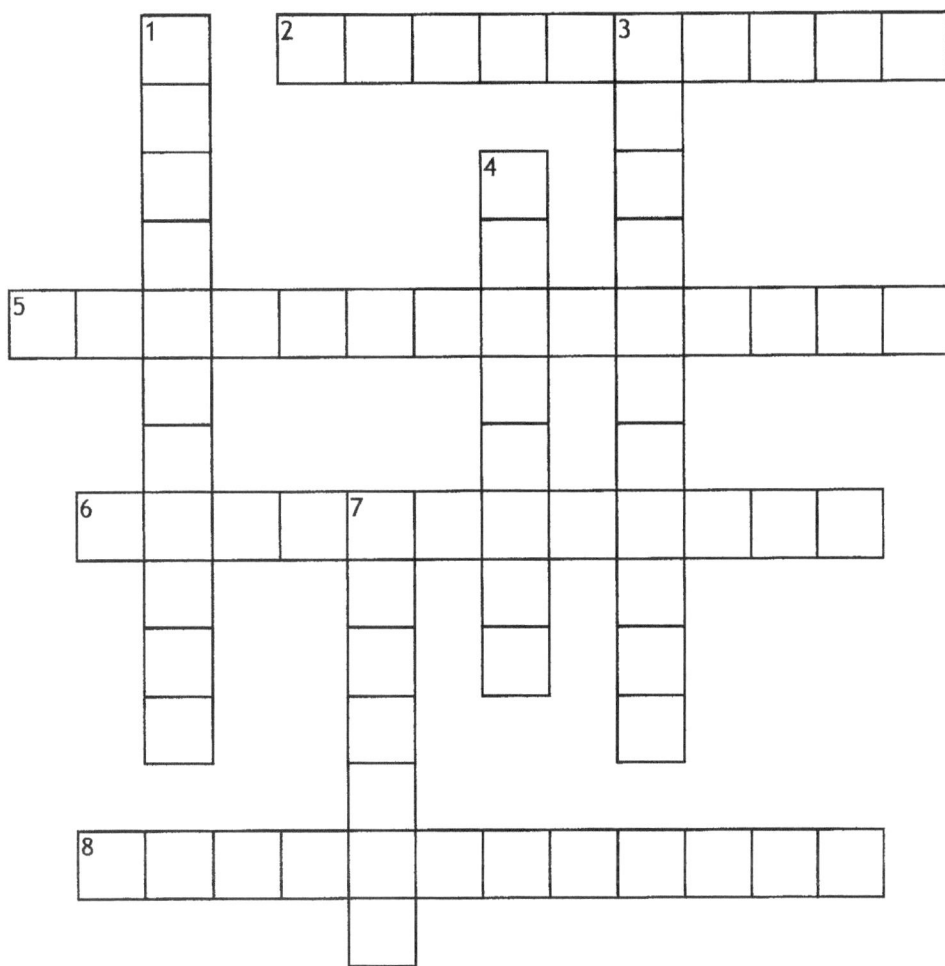

Across

2. What refers to the elasticity of the largest organ of the body?
5. This can cause fluid loss?
6. Another source of fluid loss via the body is called?
8. Patient may exhibit alteration or manifestation in?

Down

1. Name the condition that the fluid out put exceeds the fluid intake?
3. Drinking more fluids may help increase?
4. Name another source of fluid loss?
7. What is the term that represents the average blood pressure filling?

HYPOVOLEMIA II

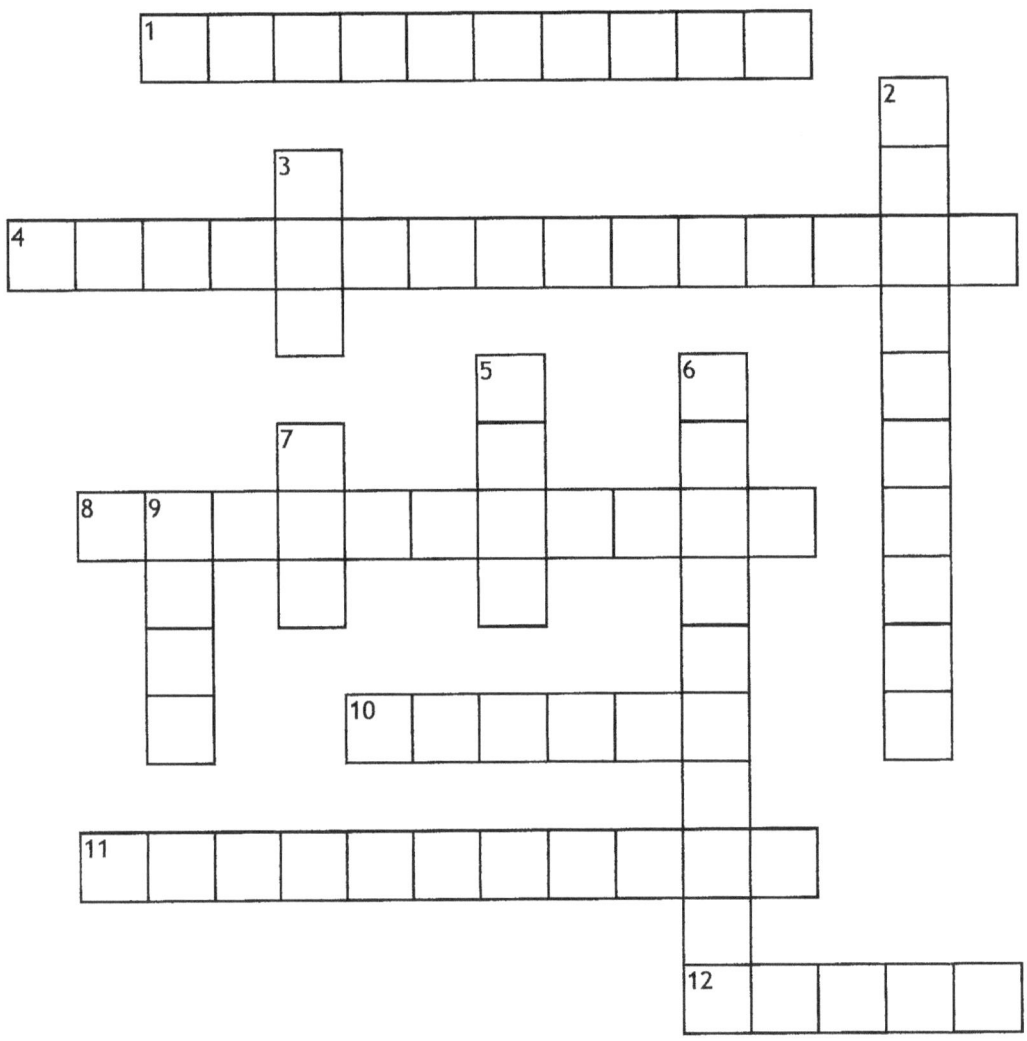

Across
1. Which test determines the ratio and volume of RBC to the total volume of blood?
4. Many body cavities are lined by?
8. What is it called to have a rapid heartbeat that may be regular or irregular?
10. What is it called to have a feeling or sensation of dryness in the mouth
11. Low blood pressure is also know as?
12. What is the part of the blood that does not contain cells called?

Down
2. What compound is produced by the body's metabolism and excreted in the urine?
3. What is the name of a test that can provide important information about a patient's kidney function?
5. What is another word for frail or fragile?
6. What symptom may be intentional or unintentional?
7. Which test records the electrical activity of the heart?
9. What is the Name of the test that is drawn from the radial artery with a syringe?

HYPOVOLEMIA III

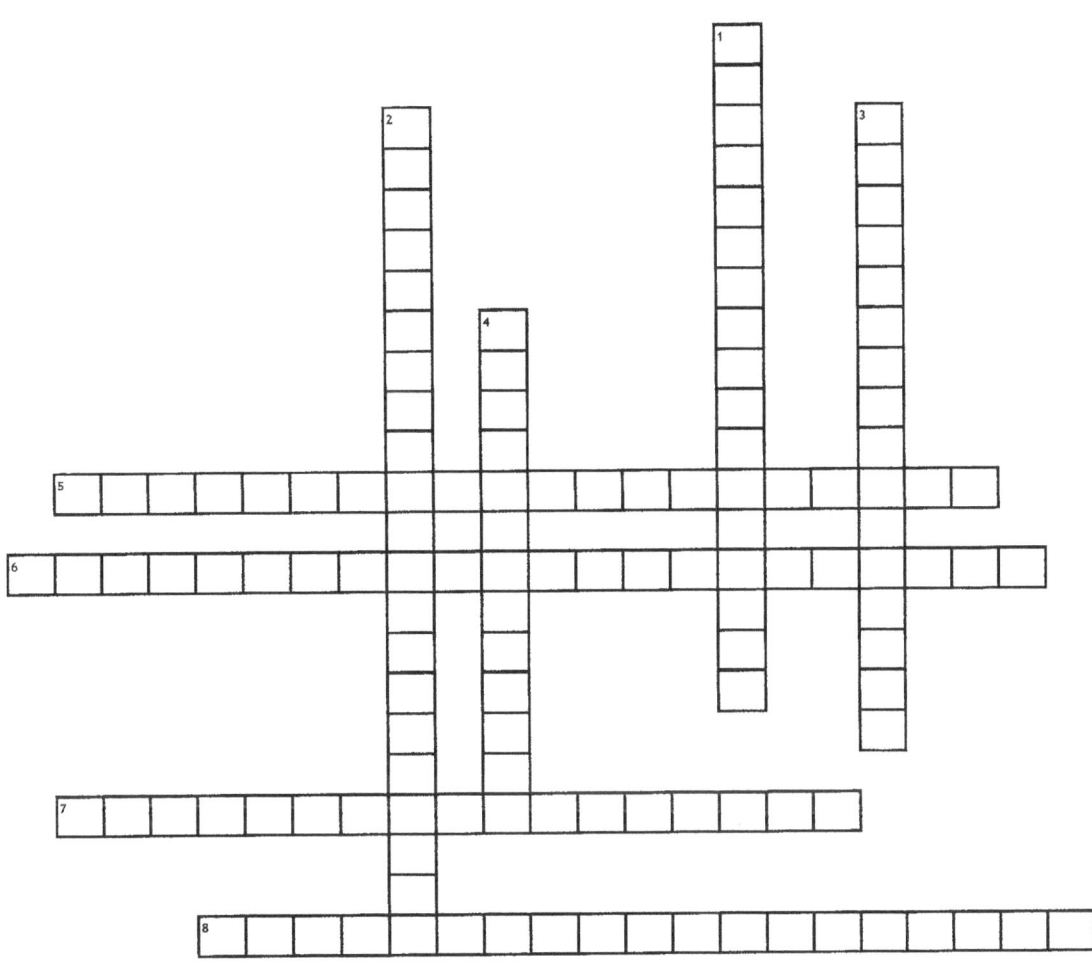

Across
5. This test shows the density of urine and water.
6. This can happen to a patient when standing up from sitting or lying down.
7. Which manifestation can occur with fluid loss?
8. Can you name another two causes of fluid loss

Down
1. This is another cause of fluid loss.
2. What is a common a source of fluid loss?
3. This is a life threatening condition that can occur when you have severe fluid loss.
4. What is the term used to describe the volume of blood that's pumped by the heart?

HYPOVOLEMIA MATCHING QUIZ

1. Blood that does not contain cells
2. The ratio and volume of RBC to the total volume of blood
3. Test drawn from the radial artery with a syringe?
4. Term used to describe the volume of blood that's pumped by the heart?
5. Life threatening condition that can occur when you have severe fluid loss?
6. A rapid heartbeat that may be regular or irregular?
7. Another word for frail or fragile?
8. A feeling or sensation of dryness in the mouth?
9. This test shows the density of urine and water?
10. Compound produced by the bodies metabolism and excreted in the urine?
11. Drinking more fluids may help increase?
12. This term represents the average blood pressure filling?
13. Body cavities are lined by?
14. Low blood pressure is also know as?
15. Can happen when standing up from sitting or lying down?
16. This symptom may be intentional or unintentional?
17. Condition that the fluid output exceeds the fluid intake?
18. A common source of fluid loss?
19. A source of fluid loss from the skin?
20. This can cause fluid loss?
21. Another cause of fluid loss is?
22. Two other causes of fluid loss are?
23. A manifestation of fluid loss?
24. Patients may exhibit alterations or manifestations of?
25. Test provides information about a patient's kidney function?
26. Test that records the electrical activity of the heart?

A. Severe dehydration
B. Weight loss
C. Hematocrit
D. Preload
E. Severe bleeding
F. Concentrated urine
G. Cardiac output
H. Orthostatic hypotension
I. Weak
J. Tackycardia
K. Hypotension
L. ABGs
M. Hypovolemia
N. Perspiration
O. Urine specific gravity
P. Urine output
Q. Mental status
R. EKG
S. BUN
T. Creatinine
U. Mucous membranes
V. Vomiting and diarrhea
W. Serum
X. Polyuria
Y. Hypovolemic shock
Z. Thirst

HYPERVOLEMIA

Is a condition also known as fluid overload where there is too much fluid in the blood/body which indicates a sign of trouble. This problem can occur as a consequence of increased sodium in the body and by having excess fluid which cannot be controlled in an effective manner by the body. There are other disorders and diseases which also can precipitate fluid overload such as hepatic failure, renal failure and heart failure.

    Hypervolemia is manifested by hypertension which is referred as the silent killer. The patient will have difficult or labored breathing also known as dyspnea. Adventitious abnormal breath sounds which are heard from the patients lungs and airway in the form of crackles and rales. Also abdominal swelling known as ascites which is caused by fluid accumulated within the peritoneal cavity. The patient can and will have bulging and distended jugular veins with pulsations. They will also experience peripheral edema of the hands, feet and ankles. They will have tachycardia with a bounding and strong pulse.

    Labs should be monitored as the patient will have a decreased specific gravity, decreased hematocrit and decreased sodium. In severe injuries, burns, intestinal obstructions and perforations large fluid shifts will occur.

    Treatment and interventions are to treat the underlying problem such as Congestive heart failure, renal failure, etc. Depending on the severity the patient will be on fluid and sodium restriction. They also will be given a loop or potassium sparing diuretic. They will also be put on a low salt diet.

    Possible complications include cerebral bleeding, subarachnoid hemorrhage, permanent brain damage and death, cerebral edema from over-fasting and correcting the condition and problem. The patient may also have convulsions and even permanent brain injury can occur.

HYPERVOLEMIA I

```
D E C R E A S E D S P E C I F I C G R A V I T Y
S F G N I H T A E R B T L U C I F F I D Y H B L
K D L G K O G Z B B H S R D E L A R T T S U I H
H T N U F I Y A A L T D Y R T D G K I Q L F M L
E W A A I I M S S F C H E I R T P V W G U T A A
R M Z P H D C K I S U L G A A A A E I L E Y M Y
U C U A R I A H T E E F B A E C F N U X E E R P
L E E I T R S C F D R V I F L U G N C P D F H V
I L R E D D F I C U E D E A W J G E X E Z E K N
A M S U I O Z L E U R C E R U S S X L S A B O P
F G O U L X S V U A M N R G E S F A T R N I J H
L R L J L I H D C I O U U E F I R Z T N S R O F
A F B W Y N A Y E T D L L A E N F D N O T U J
N Y E J B V K F I S A O U A H S A J E N L A A B
E N G B O C Q R C R A I V P T I E T U X J Y K F
R F U Z A X E P V I D E I E L I R D T R H Z Y I
Q N O T V P L E S D T R R U R E O Y S O I J K E
S E L K N A I O E M E A R C P L F N N O M E Z N
B B F L J N K H L P C E P Y N R O E A A D M S L
K I X M S H E O K Z E Y H E C I M A Y K X I D W
W X U X A S J U C Y K K X L H V U P D J S F U M
C U S D E C R E A S E D H E M A T O C R I T I M
R W O T N Q I B R S I L E N T K I L L E R Y R B
C D Y C J E Y R C I S N O I T A S L U P W D Q S
```

- Ankles
- Ascites
- Bulging jugular veins
- Burns
- Crackles
- Decreased hematocrit
- Decreased sodium
- Decreased specific gravity
- Difficult breathing
- Excess fluid
- Feet
- Fluid accumulation
- Fluid overload
- Fluid shifts
- Hands
- Heart failure
- Hepatic failure
- Hypertension
- Increased sodium
- Lungs
- Peripheral edema
- Peritoneal cavity
- Pulsations
- Raled
- Renal failure
- Severe injuries
- Silent killer
- Tackycardia

HYPERVOLEMIA II

```
L O W S A L T D I E T B I V Q W A W O P E S R X
S N S O N R K Q E S K Z A N W E R X V O Y D W E
W O U E S L G F D E M M M N N I X T F T G N R S
X I B U D C A L V A C O G P S K V H C A N U L L
B T A P I E C U N N U I S C P F C O E S I O S U
X N R C S R J I D M T Y O D Z S N S C S H S O P
V E A F T E O D M Z D A O H T V T A N I T H D G
G V C D E B A R L A S R I B U T I M A U A T I N
K R H S N R O E K L S S O L J N L E B M E A U O
F E N Y D A C S T Q W C S G I E W L Y S R E M R
W T O R E L D T E G C I P C L M T B Q P B R R T
B N I E D E W R G O O T G K L T T O R A S B E S
H I D N J D V I X N H E Q Y S A Q R X R E S S D
T F H A U E V C S V M R R E J E A P Y I R U T N
A I E L G M X T J X B U Z D X R J G N N O O R A
E A M F U A Z I X B I I E T B T B N L G B I I G
D E O A L N M O Z V R D N U C P S I J D A T C N
Y D R I A M Y N M V V P H H E D N Y I I L I T I
F N R L R H K T U S S O Z V O S Q L K U T T I D
M Y H U V Q Z X I S B O U Z T X D R Q R T N O N
Q X A R E G N I D E E L B L A R B E R E C E N U
U K G E I A N O R V I N Y O R S H D T T Y V L O
S G E F N K D C T E K G G F D Y N N V I H D T B
X W M T S E G A M A D N I A R B T U S C L A I Q
```

- Convulsions
- Adventitious breath sounds
- Bounding and strong pulse
- Brain damage
- Cerebral bleeding
- Cerebral edema
- CHF
- Death
- Distended jugular veins
- Dyspnea
- Fluid restriction
- Intervention
- Labores breathing
- Loop diuretic
- Low salt diet
- Potassium sparing diuretic
- Renal failure
- Sodium restriction
- Subarachnoidhemorrhage
- Treatment
- Underlying problem

HYPERVOLEMIA I Word Bank

- Renal Failure
- Hypertension
- Heart Failure
- Hypervolemia
- Hepatic Failure
- The Silent Killer

HYPERVOLEMIA II Word Bank

- Ascites
- Breathing
- Pulsations
- Dyspnea
- Lungs
- Peritoneal
- Rales
- Airway
- CHF
- Crackles

HYPERVOLEMIA III Word Bank

- Peripheral Edema
- CBC
- Hematocrit
- Obstructions
- Specific Gravity
- Perforations
- Hyponatremia
- Burns

HYPERVOLEMIA I

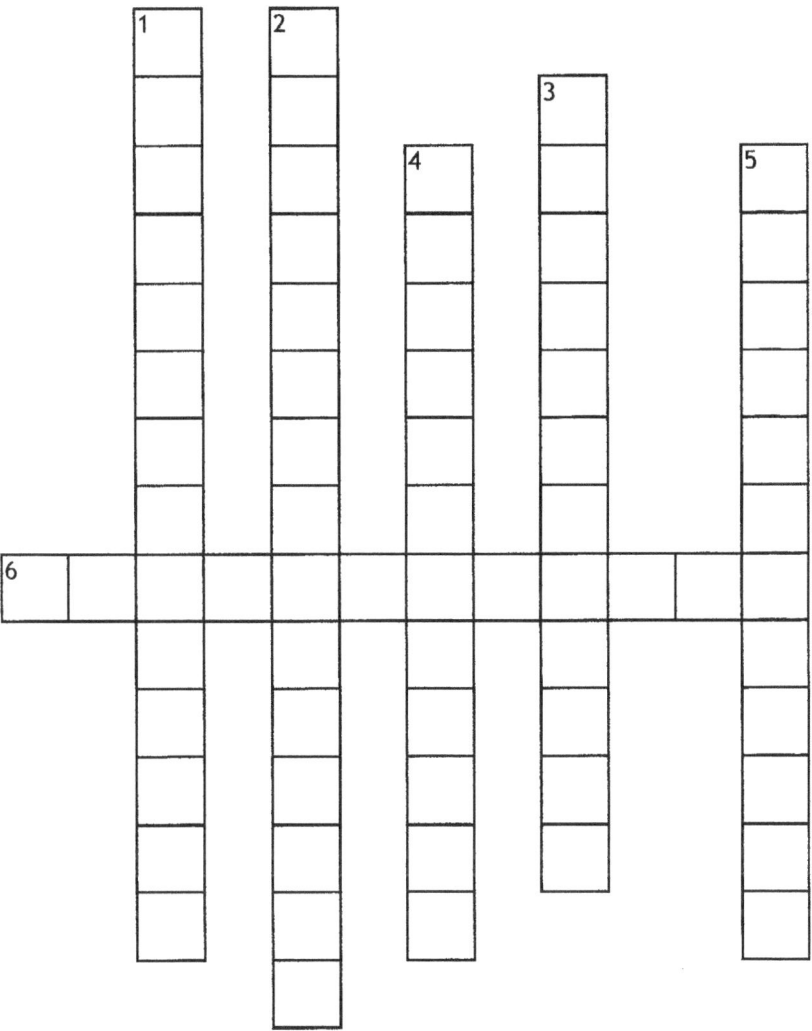

Across

6. This disorder can also precipitate fluid over load.

Down

1. What disorder can precipitate fluid overload?
2. HTN is referred to?
3. Condition known as fluid overload and can indicate a sign of trouble.
4. Another disorder that can precipitate fluid overload.
5. Hypervolemia is manifested by?

HYPERVOLEMIA II

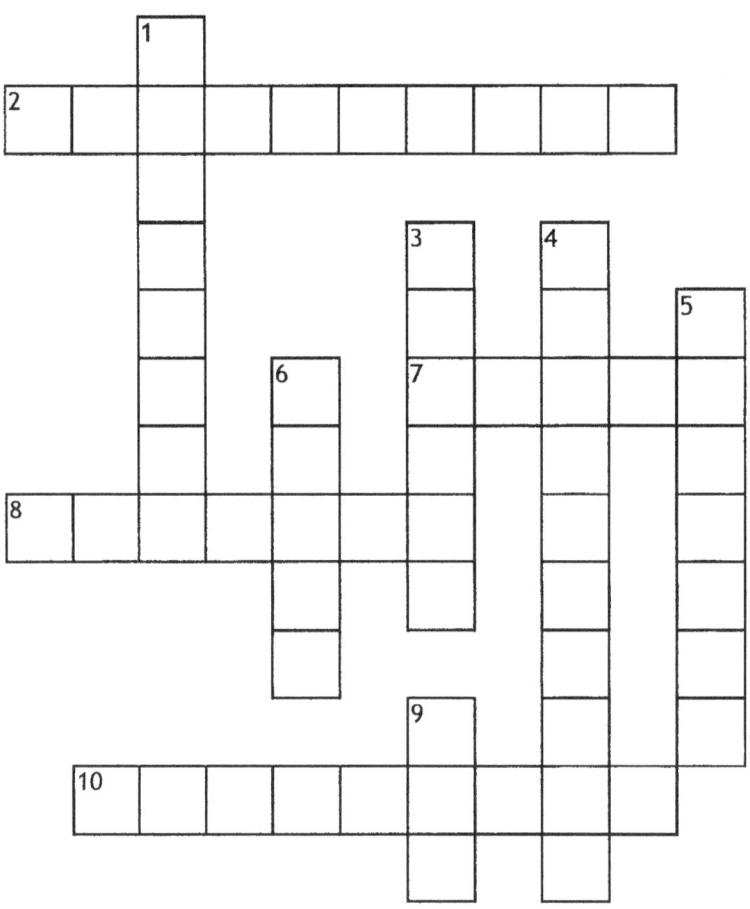

Across
2. Fluid is accumulated within which cavity?
7. Another sound caused by abnormal breath sounds is?
8. Labores breathing is also known as?
10. Patient may have difficult

Down
1. Sound caused by abnormal breath sounds
3. Where else can adventitious sounds can be heard from?
4. Rhythmical or throbbing vibrating is also know as?
5. Abdominal swelling is known as?
6. Adventitious abnormal breathing is heard from patients?
9. Distended jugular veins is a symptom of ?

HYPERVOLEMIA III

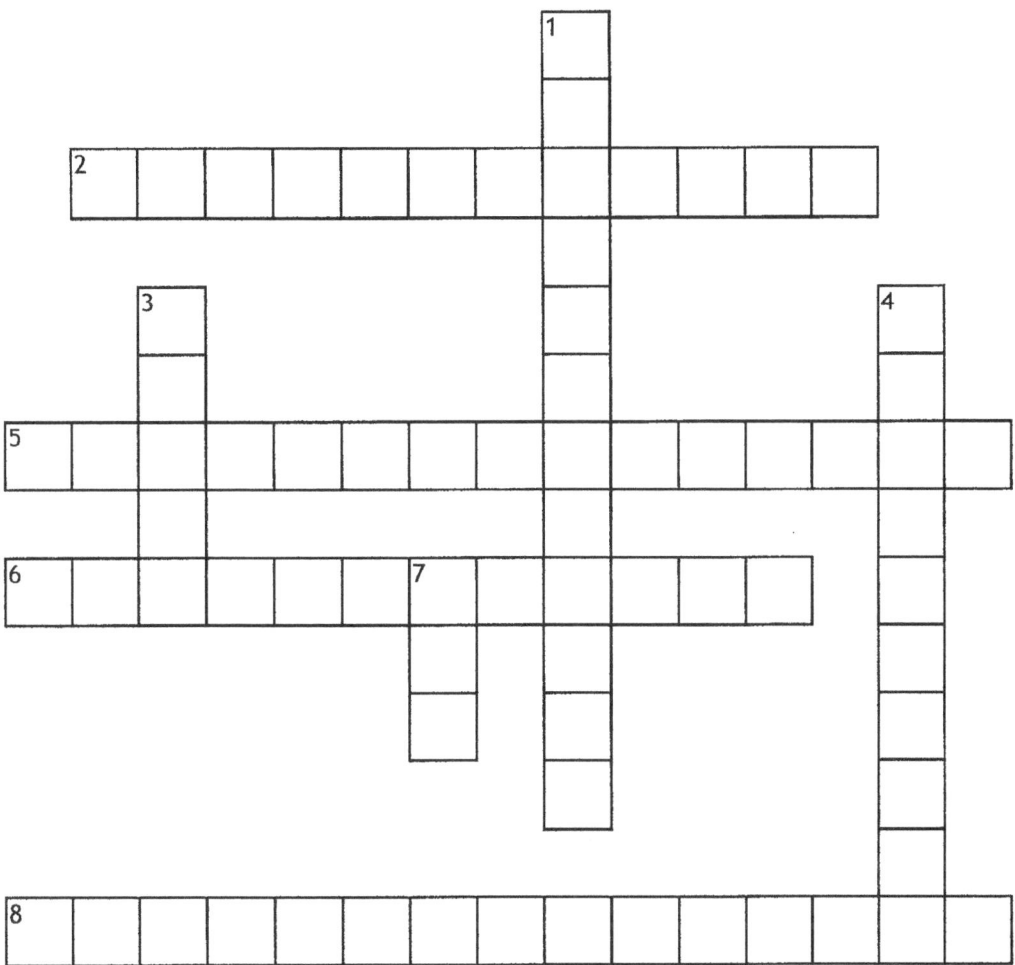

Across
2. Decreased sodium levels is also known as?
5. The hands, feet and ankles will experience what is known as?
6. Large fluid shifts can also occur from intestinal?
8. Patients will have decreased?

Down
1. Large fluid shifts can also occur from?
3. Large fluid shifts can occur by
4. Bleeding, ulcers and trauma can cause decreased?
7. Your hemoglobin and hematocrit can be test with this test?

DIURETICS

```
G M E I H I M C V S W R N N C C W T A S Z L P Y
K N D P W W W O S G L W I S W A R M U R K K P H
V B I L A R U I X G C D X S N I S K I R J Y R E
E B Z R U I N H Y N R I G N C J Y Q T D N G L L
T W A D A B I H O A F N E L R H B R R F A Z Z E
H E I V Z P A S C G I E O Q H U I C O S Z M U J
A J H A O X S U C T O R N L M C Z K C L A C O M
C V T E T D I M C W M J J E H M W Q W X R I E R
R M E G N D K A U E M F X L R T E G J O K T R O
Y C M M M O P Q T I Y O O B V E R D I R H X M Y
N Q U J X O T H W Q S R I U J F T J E Y G T T C
I F L R O W I C R K E S I M S T U M C C X K N S
C U F L S A S V A X S B A E C C N L A N R G Q Y
A R O W Z A N V C D N O D T P B O A I I F I M N
C O R I V Q W W M N L I S A O T Z M K I R U N F
I S D Y C U O T R F Z A U N H P U I A H I T C J
D E Y W Y A F V M A M T Y I P N U L C N X Q K I
T M H I X T M H I X I W A D D F L O E L Z G G F
R I F X C E E H O H L Z C E S G W R Y U I Y B L
D D K O Q N T Q O G I O M N O J Y I K Y V E X F
V E H U M S R X Z D Y A S W Y D M D Q Q C X V M
B T W E I E D P E X D U R E D I M E S R O T W V
T X J V J N U X X E D H X I S A L Z A S W N X H
P M S W B Y E V X Z M E K I Q I H B Y Y A Z D E
```

Aldactone   Amiloride   Aquatensen   Bumetanide
Bumex   Demadex   Diucardin   Dyrenium
Edecrin   Ethacrynic acid   Furosemide   Hydroflumethiazide
Lasix   Loop acting   Methyclothiazide   Midamor
Potassium sparing   Thiazides   Torsemide   Triamterene
Trichlorex   Triclormethiazide

DIURETICS

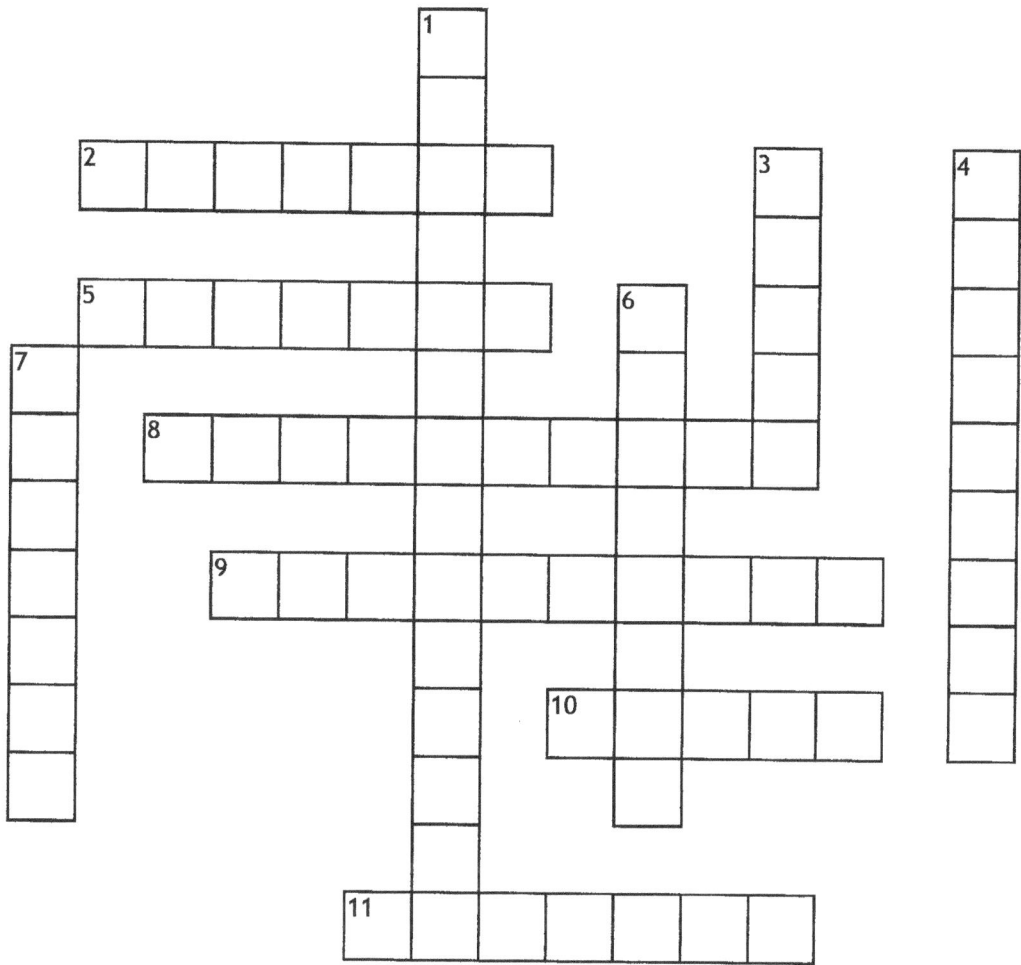

Across
2. Another name for Ethacrynic Acid?
5. Another name for Amiloride?
8. Another name for Trichlormethiazide?
9. Another name for Methyclothiazide?
10. Another name for Bumetanide?
11. Another name for Torsemide?

Down
1. Another name for Aldactone?
3. Another name for Furosemide?
4. Another name for Hydroflumethiazide?
6. Another name for Triamterene?
7. Another name for Torsemide?

ANSWER KEY

HYPOVOLEMIA

ABG	BUN	Cardiac output	Concentrated urine
Creatinine	EKG	Fluid loss	Gastrointestinal tract
Hematocrit	Hypotension	Hypovolemia	Hypovolemic shock
Mental status	Mucous membranes	Orthostatic hypotension	Perspiration
Polyuria	Preload	Serum	Severe bleeding
Severe dehydration	Skin turgor	Tackycardia	Thirst
Urine output	Urine specific gravity	Weak	Weight loss

HYPOVOLEMIA I

		¹H		²S	K	I	N	T	³U	R	G	O	R
		Y							R				
		P					⁴P		I				
		O					O		N				
⁵S	E	V	E	R	E	B	L	E	E	D	I	N	G
		O					Y		O				
		L					U		U				
	⁶P	E	R	S	⁷P	I	R	A	T	I	O	N	
		M			R		I		P				
		I			E		A		U				
		A			L				T				
					O								
	⁸M	E	N	T	A	L	S	T	A	T	U	S	
					D								

Across
2. What refers to the elasticity of the largest organ of the body?
5. This can cause fluid loss?
6. Another source of fluid loss via the body is called?
8. Patient may exhibit alteration or manifestation in?

Down
1. Name the condition that the fluid out put exceeds the fluid intake?
3. Drinking more fluids may help increase?
4. Name another source of fluid loss?
7. What is the term that represents the average blood pressure filling?

HYPOVOLEMIA II

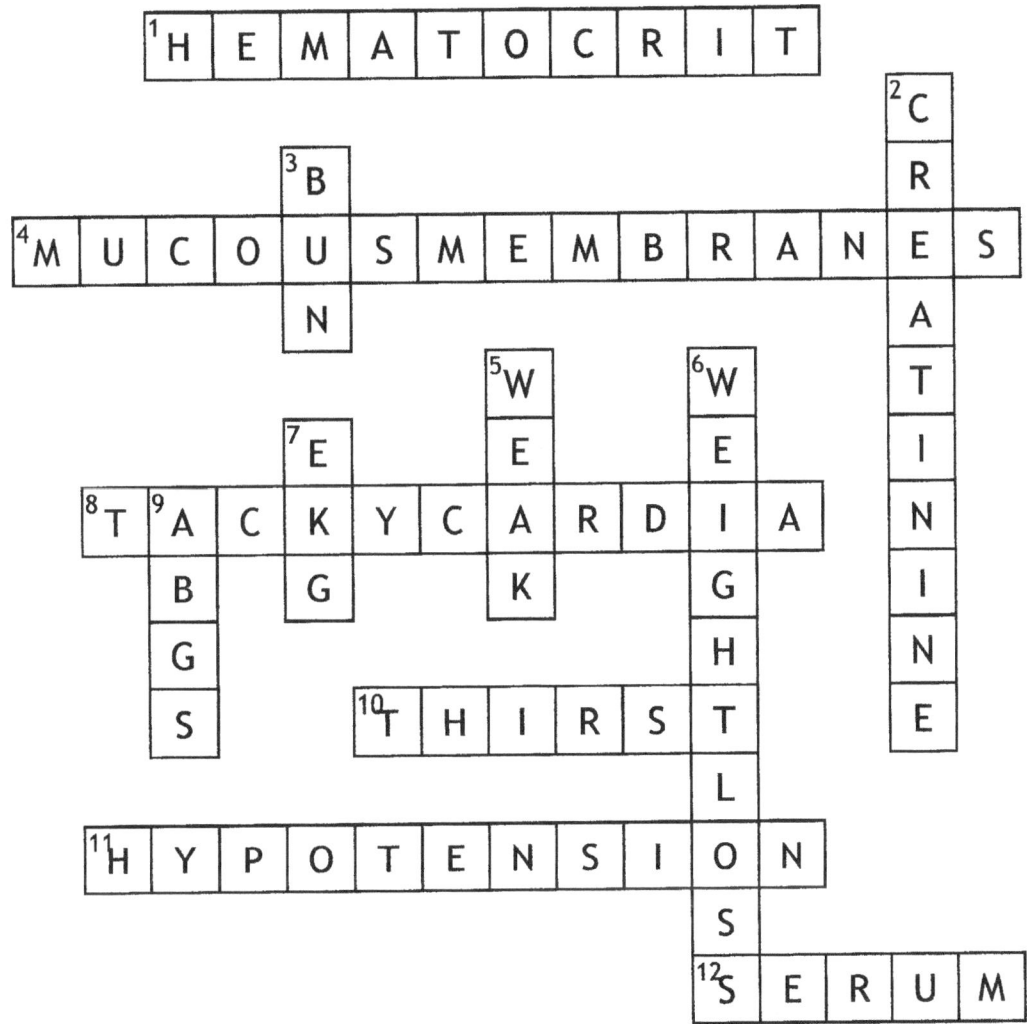

Across
1. Which test determines the ratio and volume of RBC to the total volume of blood?
4. Many body cavities are lined by?
8. What is it called to have a rapid heartbeat that may be regular or irregular?
10. What is it called to have a feeling or sensation of dryness in the mouth
11. Low blood pressure is also know as?
12. What is the part of the blood that does not contain cells called?

Down
2. What compound is produced by the body's metabolism and excreted in the urine?
3. What is the name of a test that can provide important information about a patient's kidney function?
5. What is another word for frail or fragile?
6. What symptom may be intentional or unintentional?
7. Which test records the electrical activity of the heart?
9. What is the Name of the test that is drawn from the radial artery with a syringe?

HYPOVOLEMIA III

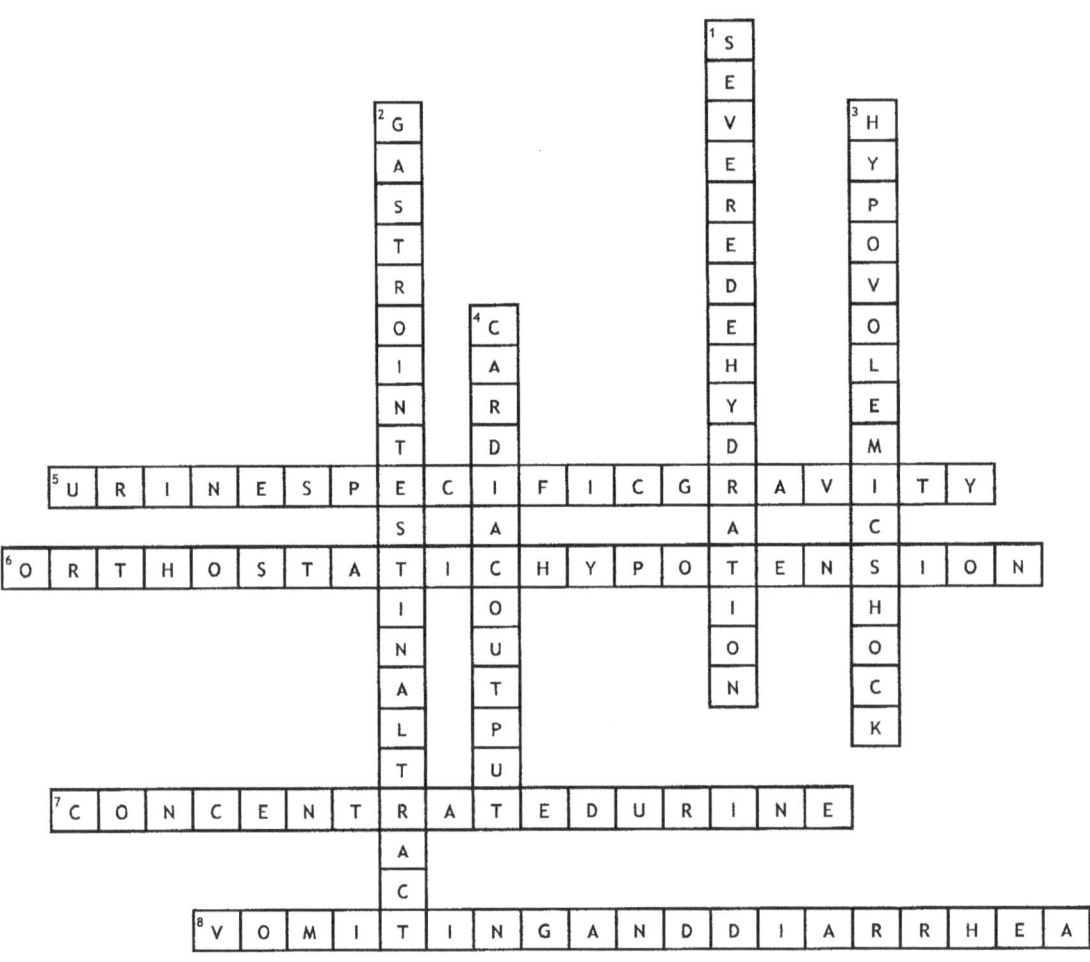

Across
5. This test shows the density of urine and water.
6. This can happen to a patient when standing up from sitting or lying down.
7. Which manifestation can occur with fluid loss?
8. Can you name another two causes of fluid loss

Down
1. This is another cause of fluid loss.
2. What is a common a source of fluid loss?
3. This is a life threatening condition that can occur when you have severe fluid loss.
4. What is the term used to describe the volume of blood that's pumped by the heart?

HYPOVOLEMIA MATCHING QUIZ

1. Blood that does not contain cells **W**
2. The ratio and volume of RBC to the total volume of blood **C**
3. Test drawn from the radial artery with a syringe? **L**
4. Term used to describe the volume of blood that's pumped by the heart? **G**
5. Life threatening condition that can occur when you have severe fluid loss? **Y**
6. A rapid heartbeat that may be regular or irregular? **J**
7. Another word for frail or fragile? **I**
8. A feeling or sensation of dryness in the mouth? **Z**
9. This test shows the density of urine and water? **O**
10. Compound produced by the bodies metabolism and excreted in the urine? **T**
11. Drinking more fluids may help increase? **P**
12. This term represents the average blood pressure filling? **D**
13. Body cavities are lined by? **U**
14. Low blood pressure is also know as? **K**
15. Can happen when standing up from sitting or lying down? **H**
16. This symptom may be intentional or unintentional? **B**
17. Condition that the fluid output exceeds the fluid intake? **M**
18. A common source of fluid loss? **X**
19. A source of fluid loss from the skin? **N**
20. This can cause fluid loss? **E**
21. Another cause of fluid loss is? **A**
22. Two other causes of fluid loss are? **V**
23. A manifestation of fluid loss? **F**
24. Patients may exhibit alterations or manifestations of? **Q**
25. Test provides information about a patient's kidney function? **S**
26. Test that records the electrical activity of the heart? **R**

A. Severe dehydration
B. Weight loss
C. Hematocrit
D. Preload
E. Severe bleeding
F. Concentrated urine
G. Cardiac output
H. Orthostatic hypotension
I. Weak
J. Tackycardia
K. Hypotension
L. ABGs
M. Hypovolemia
N. Perspiration
O. Urine specific gravity
P. Urine output
Q. Mental status
R. EKG
S. BUN
T. Creatinine
U. Mucous membranes
V. Vomiting and diarrhea
W. Serum
X. Polyuria
Y. Hypovolemic shock
Z. Thirst

HYPERVOLEMIA I

```
D E C R E A S E D S P E C I F I C G R A V I T Y
S F G N I H T A E R B T L U C I F F I D Y H B L
K D L G K O G Z B B H S R D E L A R T T S U I H
H T N U F I Y A A L T D Y R T D G K I Q L F M L
E W A A I M S S F C H E I R T P V W G U T A A
R M Z P H D C K I S U L G A A A A E I L E M Y
U C U A R I A H T E E F B A E C F N U X E R P
L E E I T R S C F D R V I F L U G N C P D F H V
I L R E D D F I C U E D E A W J G E X E Z E K N
A M S U I O Z L E U R C E R U S S X L S A B O P
F G O U L X S V U A M N R G E S F A T R N I J H
L R L J L I H D C I O U U E F I R Z T N S R O F
A F B W Y N A Y E T D L L A E N F D N O T U J
N Y E J B V K F I S A O U A H S A J E N L A A B
E N G B O C Q R C R A I V P T I E T U X J Y K F
R F U Z A X E P V I D E I E L I R D T R H Z Y I
Q N O T V P L E S D T R R U R E O Y S O I J K E
S E L K N A I O E M E A R C P L F N N O M E Z N
B B F L J N K H L P C E P Y N R O E A A D M S L
K I X M S H E O K Z E Y H E C I M A Y K X I D W
W X U X A S J U C Y K K X L H V U P D J S F U M
C U S D E C R E A S E D H E M A T O C R I T I M
R W O T N Q I B R S I L E N T K I L L E R Y R B
C D Y C J E Y R C I S N O I T A S L U P W D Q S
```

Ankles	Ascites	Bulging jugular veins	Burns
Crackles	Decreased hematocrit	Decreased sodium	Decreased specific gravity
Difficult breathing	Excess fluid	Feet	Fluid accumulation
Fluid overload	Fluid shifts	Hands	Heart failure
Hepatic failure	Hypertension	Increased sodium	Lungs
Peripheral edema	Peritoneal cavity	Pulsations	Raled
Renal failure	Severe injuries	Silent killer	Tackycardia

HYPERVOLEMIA II

```
L O W S A L T D I E T B I V Q W A W O P E S R X
S N S O N R K Q E S K Z A N W E R X V O Y D W E
W O U E S L G F D E M M M N N I X T F T G N R S
X I B U D C A L V A C O G P S K V H C A N U L L
B T A P I E C U N N U I S C P F C O E S I O S U
X N R C S R J I D M T Y O D Z S N S C S H S O P
V E A F T E O D M Z D A O H T V T A N I T H D G
G V C D E B A R L A S R I B U T I M A U A T I N
K R H S N R O E K L S S O L J N L E B M E A U O
F E N Y D A C S T Q W C S G I E W L Y S R E M R
W T O R E L D T E G C I P C L M T B Q P B R R T
B N I E D E W R G O O T G K L T T O R A S B E S
H I D N J D V I X N H E Q Y S A Q R X R E S S D
T F H A U E V C S V M R R E J E A P Y I R U T N
A I E L G M X T J X B U Z D X R J G N N O O R A
E A M F U A Z I X B I I E T B T B N L G B I I G
D E O A L N M O Z V R D N U C P S I J D A T C N
Y D R I A M Y N M V V P H H E D N Y I L I T I
F N R L R H K T U S S O Z V O S Q L K U T T I D
M Y H U V Q Z X I S B O U Z T X D R Q R T N O N
Q X A R E G N I D E E L B L A R B E R E C E N U
U K G E I A N O R V I N Y O R S H D T T Y V L O
S G E F N K D C T E K G G F D Y N N V I H D T B
X W M T S E G A M A D N I A R B T U S C L A I Q
```

- Convulsions
- Adventitious breath sounds
- Bounding and strong pulse
- Brain damage
- Cerebral bleeding
- Cerebral edema
- CHF
- Death
- Distended jugular veins
- Dyspnea
- Fluid restriction
- Intervention
- Labores breathing
- Loop diuretic
- Low salt diet
- Potassium sparing diuretic
- Renal failure
- Sodium restriction
- Subarachnoidhemorrhage
- Treatment
- Underlying problem

HYPERVOLEMIA I

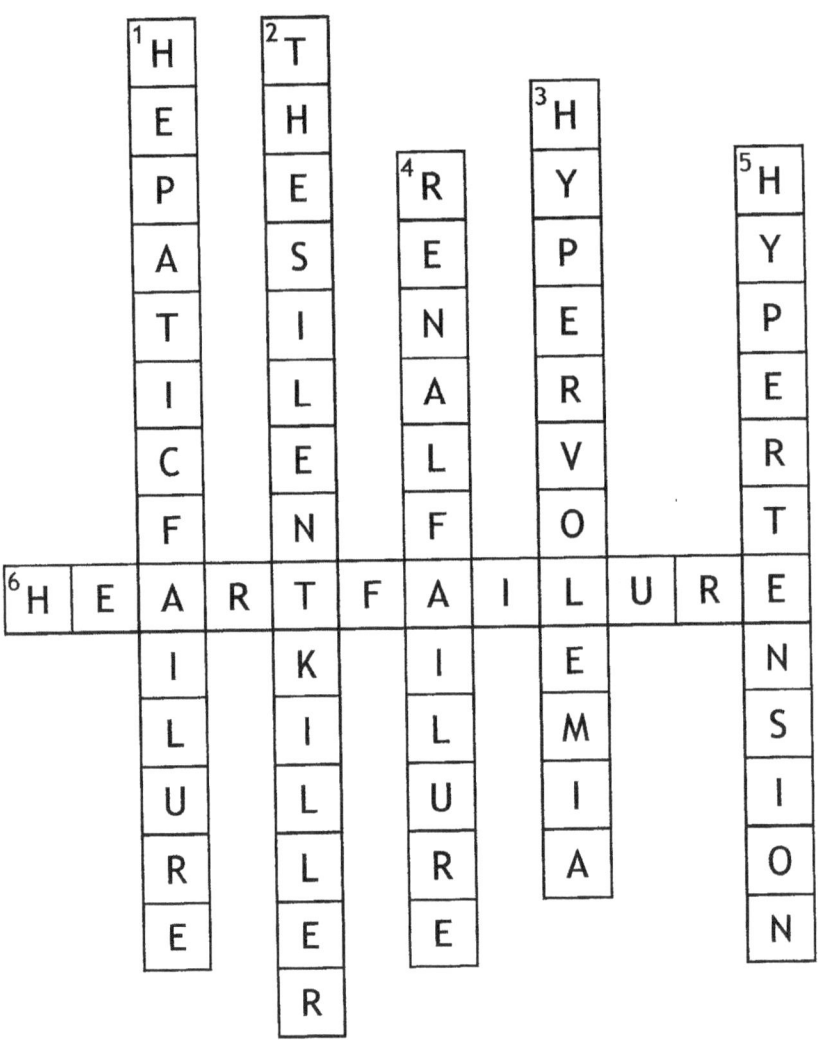

Across
6. This disorder can also precipitate fluid over load.

Down
1. What disorder can precipitate fluid overload?
2. HTN is referred to?
3. Condition known as fluid overload and can indicate a sign of trouble.
4. Another disorder that can precipitate fluid overload.
5. Hypervolemia is manifested by?

HYPERVOLEMIA II

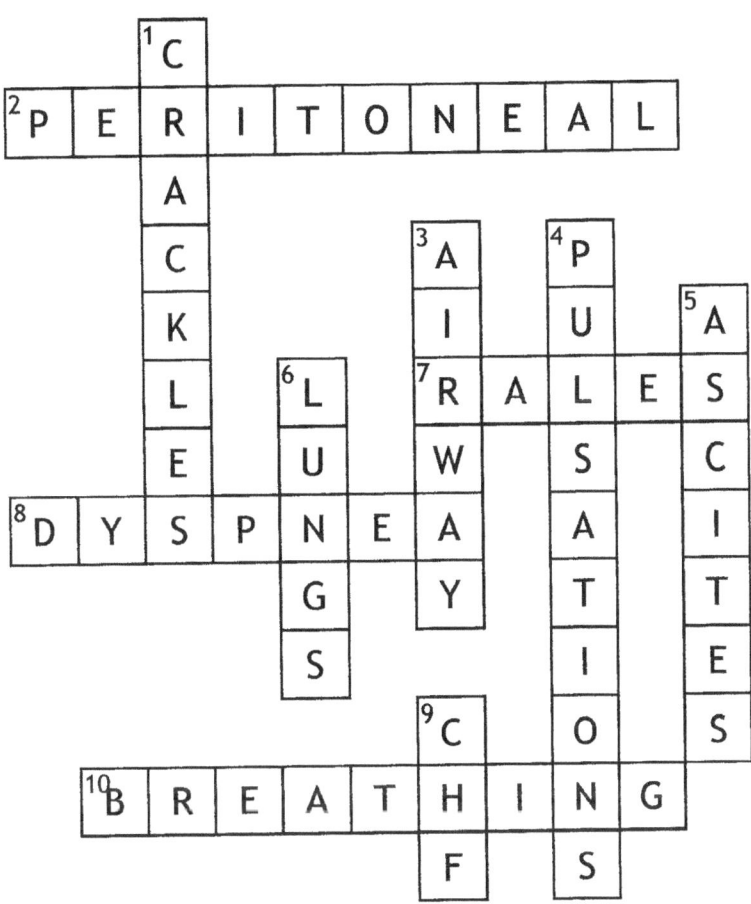

Across
2. Fluid is accumulated within which cavity?
7. Another sound caused by abnormal breath sounds is?
8. Labores breathing is also known as?
10. Patient may have difficult

Down
1. Sound caused by abnormal breath sounds
3. Where else can adventitious sounds can be heard from?
4. Rhythmical or throbbing vibrating is also know as?
5. Abdominal swelling is known as?
6. Adventitious abnormal breathing is heard from patients?
9. Distended jugular veins is a symptom of ?

HYPERVOLEMIA III

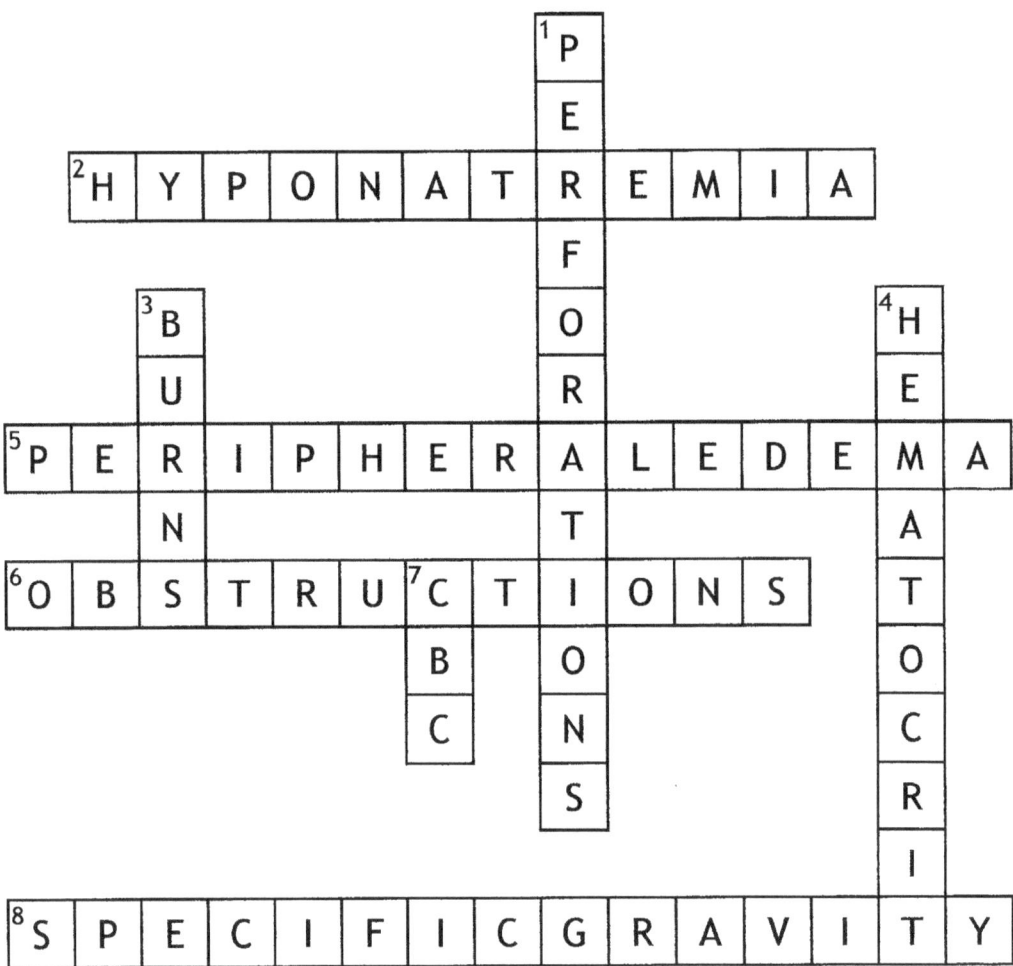

Across
2. Decreased sodium levels is also known as?
5. The hands, feet and ankles will experience what is known as?
6. Large fluid shifts can also occur from intestinal?
8. Patients will have decreased?

Down
1. Large fluid shifts can also occur from?
3. Large fluid shifts can occur by
4. Bleeding, ulcers and trauma can cause decreased?
7. Your hemoglobin and hematocrit can be test with this test?

DIURETICS

```
G M E I H I M C V S W R N N C C W T A S Z L P Y
K N D P W W W O S G L W I S W A R M U R K K P H
V B I L A R U I X G C D X S N I S K I R J Y R E
E B Z R U I N H Y N R I G N C J Y Q T D N G L L
T W A D A B I H O A F N E L R H B R R F A Z Z E
H E I V Z P A S C G I E O Q H U I C O S Z M U J
A J H A O X S U C T O R N L M C Z K C L A C O M
C V T E T D I M C W M J J E H M W Q W X R I E R
R M E G N D K A U E M F X L R T E G J O K T R O
Y C M M M O P Q T I Y O O B V E R D I R H X M Y
N Q U J X O T H W Q S R I U J F T J E Y G T T C
I F L R O W I C R K E S I M S T U M C C X K N S
C U F L S A S V A X S B A E C C N L A N R G Q Y
A R O W Z A N V C D N O D T P B O A I I F I M N
C O R I V Q W W M N L I S A O T Z M K I R U N F
I S D Y C U O T R F Z A U N H P U I A H I T C J
D E Y W Y A F V M A M T Y I P N U L C N X Q K I
T M H I X T M H I X I W A D D F L O E L Z G G F
R I F X C E E H O H L Z C E S G W R Y U I Y B L
D D K O Q N T Q O G I O M N O J Y I K Y V E X F
V E H U M S R X Z D Y A S W Y D M D Q Q C X V M
B T W E I E D P E X D U R E D I M E S R O T W V
T X J V J N U X X E D H X I S A L Z A S W N X H
P M S W B Y E V X Z M E K I Q I H B Y Y A Z D E
```

Aldactone   Amiloride   Aquatensen   Bumetanide
Bumex   Demadex   Diucardin   Dyrenium
Edecrin   Ethacrynic acid   Furosemide   Hydroflumethiazide
Lasix   Loop acting   Methyclothiazide   Midamor
Potassium sparing   Thiazides   Torsemide   Triamterene
Trichlorex   Triclormethiazide

DIURETICS

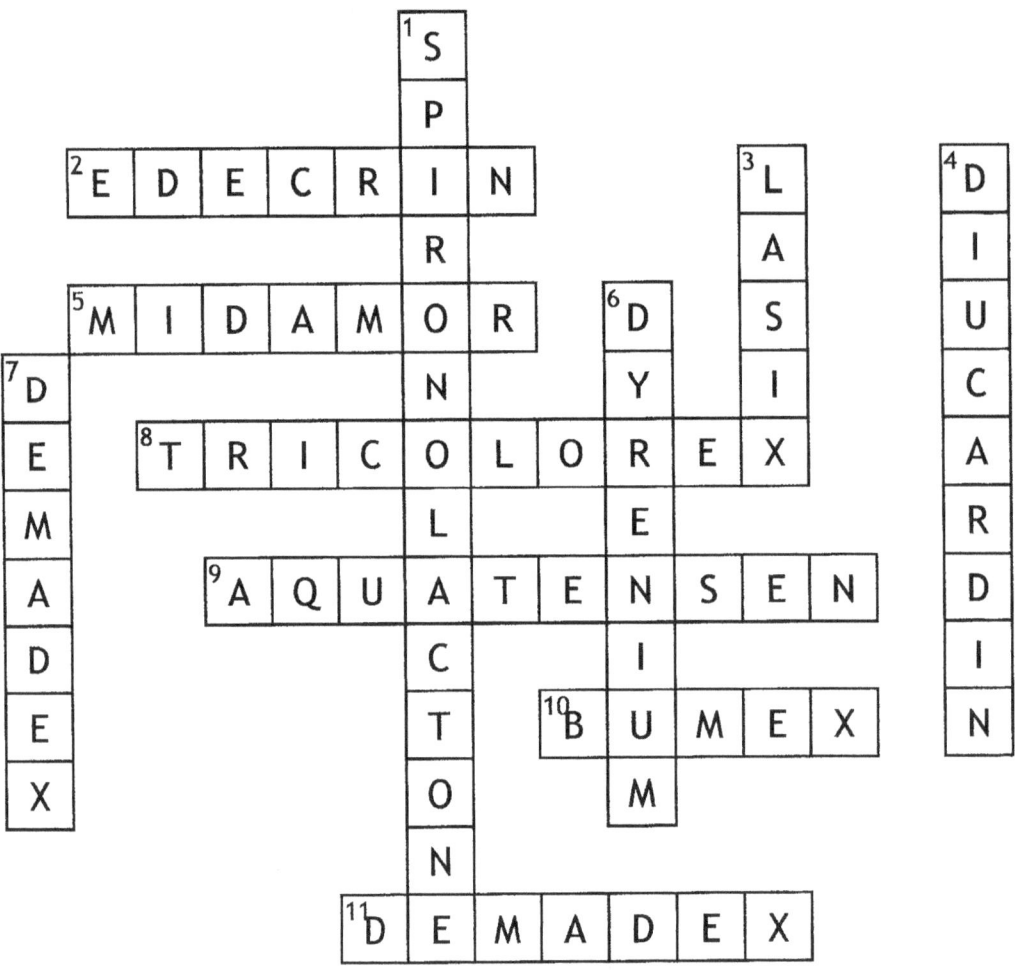

Across
2. Another name for Ethacrynic Acid?
5. Another name for Amiloride?
8. Another name for Trichlormethiazide?
9. Another name for Methyclothiazide?
10. Another name for Bumetanide?
11. Another name for Torsemide?

Down
1. Another name for Aldactone?
3. Another name for Furosemide?
4. Another name for Hydroflumethiazide?
6. Another name for Triamterene?
7. Another name for Torsemide?